AF573580

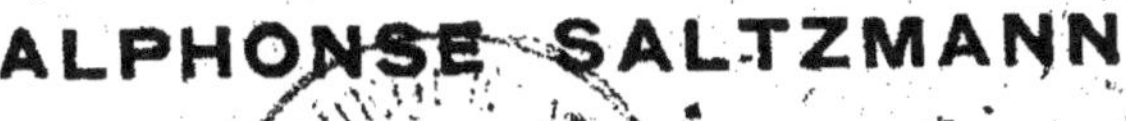

ALPHONSE SALTZMANN

LA MÉDECINE SPIRITUELLE

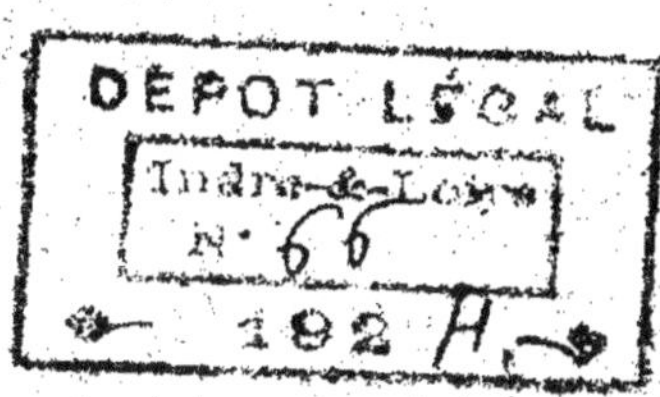

Prix : 1 fr. 25 *franco*

PARIS
Chez ALPH. SALTZMANN
FRANCISQUE-SARCEY, 16e

1924

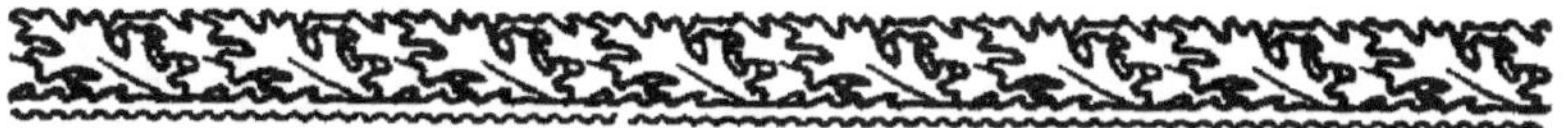

PRÉFACE

Médecine spirituelle.

Beaucoup de malades se faisant, très souvent, une idée fausse du traitement magnétique spirituel, et tant d'autres ignorant complètement quel secours divin est mis généreusement à la portée de ceux qui souffrent, je crois de mon devoir de publier ces quelques communications médianimiques, qui contribueront, je l'espère, à éclairer les uns et les autres !

Sans aucune prétention littéraire, j'offre à la Cause divine, le bien que je désire faire, à l'aide de ce modeste opuscule, inspiré par nos bienfaiteurs de l'au-delà !

A. SALTZMANN.

AUX MÉDECINS D'AVENIR

La médecine spirituelle ou divine est presque toujours le refuge du malade désespéré dont la souffrance est telle que, la médecine humaine reste impuissante à la guérir. Alors que la science devrait non seulement employer les puissances de la matière et les découvertes humaines, mais encore les ressources de l'esprit et les forces divines, il n'est que trop fréquent, hélas, de ne trouver que des matérialistes chez les médecins. Si bien qu'ils abandonnent sans espoir, celui que leur pauvre science humaine n'a pu soulager, sans penser que Dieu est plus puissant que les hommes, que sa loi est généreuse et pitoyable et que s'Il a mis dans l'homme, deux puissances, c'est pour que l'homme use de toutes deux afin d'assurer, et son développement et le maintien de la vie dans l'humanité ! Mais l'homme nie trop souvent l'existence de l'esprit, donc celle de Dieu, pour recourir aux forces spirituelles, se privant et privant ainsi ses frères du secours de l'au-delà, des merveilleuses forces de la pensée et du magnétisme divin. Cruel et inepte orgueil du matérialisme, qui ne veut admettre et comprendre que ce que les sens charnels lui apprennent ou lui laissent entrevoir, sans penser que le corps n'est que l'instrument d'une divine puissance. Mes frères, ne repoussez jamais le secours d'en haut, ne le dédaignez pas, de crainte qu'il ne vous fasse défaut à l'heure où vous l'implorerez dans la désespérance et la faillite de votre science humaine. Implorez-le, et méritez-le ! Sachez que la prière est un puissant auxiliaire de tout effort humain. Soyez assez justes pour être humbles, et ne dédaignez jamais d'associer Dieu à vos efforts dans le bien, sous quelque forme que vous accomplissiez ce bien : soulagement des souffrances humaines ou lutte contre le mal. Aux ressources de votre pouvoir humain, ajoutez la puissance virtuelle ou effective de l'esprit, et vous serez émerveillés de la facilité et du succès de vos travaux.

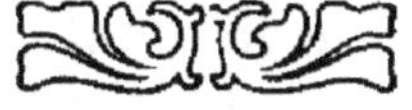

LES FLUIDES

Ce que c'est qu'un fluide.

Le fluide est l'émanation ou électricité vitale de tout être. Chez l'homme, il est un mélange de fluide matériel et de fluide spirituel, mais le dernier commande pour ainsi dire, au premier, parce qu'il lui donne ses qualités, sa direction, son caractère. Les fluides sont divers, suivant l'évolution et l'origine d'une âme. Ils se rattachent à sept grands types. Il y a similitude de fluides entre deux êtres quand la qualité dominante chez l'un et chez l'autre est semblable !

Il y a sympathie, attirance entre deux êtres, où dominera le même sentiment, parce que l'émanation fluidique portera le même sceau spirituel. L'antipathie, même entre deux êtres assez bons, provient d'un contraste entre les fluides. Chez l'un la qualité mentale qui domine est de nature opposée ou très différente, de la qualité spirituelle qui commande chez l'autre. Alors, il y a lutte entre les deux fluides et c'est celui dont la spiritualité est la plus développée qui, généralement, l'emporte, à moins d'une extrême faiblesse de la volonté. Le fluide peut varier dans ses qualités secondaires, suivant la pensée qui anime l'être à un moment donné. Mais il conserve sa qualité primordiale, son caractère essentiel. Dans des cas rares, il peut s'altérer sous la violence d'un sentiment passager, et demeurer un moment incapable de revenir à son état, je dirai, normal. La manière de penser donne au fluide son caractère. Il est pur, lumineux et puissamment vital chez les êtres évolués qui ne pensent que beau et bien. Il est dense, gris, chez les égoïstes; froid chez les haineux et les matérialistes. Et l'ambiance invisible d'une personne est faite de cette émanation continuelle. Aussi, des sensitifs et des voyants se rendent-ils intuitivement compte de la valeur spirituelle d'un homme, rien qu'en l'approchant. Et il est douloureux pour des évolués, de vivre dans un milieu inapproprié, c'est-à-dire avec des matérialistes et des égoïstes, car il y a constamment lutte entre les fluides, lutte provoquant déperdition de force, souffrance chez les plus sensitifs, et, si elle est renouvelée, pouvant amener comme une mort partielle ; la coque dense formée par le fluide étranger autour de l'évolué, arrêtant pour un temps son pouvoir et son évolution ! Il peut y avoir harmonie de fluides, entre deux êtres, pendant un certain temps, mais par suite de l'évolution plus rapide de l'un d'eux, ces fluides peuvent différer bientôt, et l'union devenir inharmonique, sous l'aspect de mille circonstances et de manifestations variées, dont la cause échappe à la vue ordinaire. Naturellement la puissance vitale, qui s'extériorise, dépend aussi de l'état du corps, car le corps est l'instrument de transmission des fluides spirituels. C'est lui qui en se l'assimilant, accumule le fluide spirituel, et suivant sa force, sa santé, il peut plus ou moins faire rayonner la vie, que l'esprit lui a confiée. Il est donc de toute nécessité, lorsque le fluide est guérissant, de veiller à ce que le corps demeure sain, et puisse donner le maximum de travail assimilateur et transmetteur !

L'amour a un pouvoir adoucissant et harmonisateur. Il facilite l'assimilation fluidique et amoindrit par son rayonnement bienfaisant les éléments discordants. Il est l'une des plus importantes conditions de succès dans le traitement magnétique spirituel !

LES FORCES DIVINES EN L'HOMME

Le fluide vital.

Le fluide de vie émane, à l'origine, du principe divin qui assure l'existence à l'être. Toute créature est reliée au Créateur par un courant continu : mais toutes les créatures ne le ressentent pas aussi puissamment, et ne le transmettent pas de même façon, car ce fluide, sous l'influence des actions et des réactions simultanées et innombrables de la vie ambiante, subit, en effet, des transformations subtiles et variées.

Le réservoir aspirateur de la substance de vie en ce qu'elle a de divin et de pur, est l'esprit, qui l'assimile et la transmet aux enveloppes périspritales, puis au corps.

L'Esprit, dans sa partie supérieure, est constitué de telle sorte qu'il peut aller demander dans les plans supérieurs la substance divine, à l'état plus pur, plus puissant, plus vibratil, et par conséquent plus vital, que sur les plans physiques.

Songez, ô médecins de l'avenir, à la puissance que vous pourrez acquérir, et comme il vous sera plus facile et plus certain de guérir quand vous connaîtrez le divin mécanisme de l'esprit et ses lois de vie. Quand l'esprit est épuré, fortifié par la connaissance de la force surnaturelle, il a une puissance proportionnée à son évolution.

Il peut alors, suivant son degré d'épuration et de puissance, emprunter la vitalité des plans supérieurs. Il monte dans les régions où est concentrée la vie dans sa forme vierge et puissamment douée de sensibilité.

Il emmagasine la substance de vie, l'emporte à travers une série de plans jusqu'aux plans matériels, où le corps qui l'assimile, la transforme, car il serait dangereux pour l'homme, de l'employer dans son état primitif !

L'Électricité divine est trop puissante, et anéantirait un organisme humain, si elle lui arrivait dans son état. Aussi, y a-t-il, de par l'admirable chimie de la vie, une succession d'états par lesquels elle passe avant de parvenir au corps qui, à son tour la transforme, l'animalise, pourrait-on dire, afin de pouvoir la transmettre par les centres nerveux et les éléments correspondants, aux extrémités en contact avec les autres corps. Ainsi l'électricité vitale passe du récepteur cérébral dans le corps voisin. Mais on comprend, que, pour qu'un homme par son esprit ait le droit, le pouvoir de monter puiser cette sève au réservoir divin, on comprend, dis-je, qu'il lui faille avoir la route libre de quelque obstacle matériel que ce soit.

Malheureusement la faute et les ignorances du passé lui barrent bien souvent la voie invisible. Il se heurte à des obstacles incompréhensibles, dangereux et puissants. C'est qu'il n'est pas suffisamment épuré. Alors, dans ce cas, il peut parfois obtenir le passage soit en faisant promesse de s'épurer et de ne mettre sa puissance qu'au service du bien (ce qui demande une longue épreuve), soit en pactisant avec les forces naturelles, commandées par des esprits ni bons, ni mauvais, ou plutôt dont l'évolution ne ressemble en rien à la vôtre, et qui ne sont que les instruments aveugles des puissances clairvoyantes ; s'il fait ce pacte, et leur offre de les servir, il passe, mais au prix d'une grosse dette future, et souvent, pour la satisfaction d'un moment, s'enlise pour des siècles dans les plans où siègent ces puissances. Le meilleur, et en fin de compte, le plus court chemin pour obtenir le droit de puiser au centre des forces divines, est l'épuration et la promesse de consacrer science et pouvoir au service du Bien ! Il est certain que cela exige une grande durée d'efforts et d'études, mais l'esprit est alors libéré de dettes douloureuses et lourdes.

La Force ou l'Influence divine, ainsi aspirée par l'esprit, laisse une traînée lumineuse dans les plans qu'elle traverse, et forme un courant, un fil par lequel l'esprit peut soutirer davantage, et d'une façon continue, la force d'en haut.

Cette force arrive au corps, s'accumule dans les centres nerveux, principalement situés dans le cerveau postérieur ou cervelet et la colonne dorsale !

De là, elle s'irradie ou mieux s'étend aux nerfs sensitifs qui la laissent s'écouler.

Il se passe un curieux phénomène d'absorption par osmose ou intercommunication : les nerfs du malade reçoivent la décharge et la transmettent au corps, et par une attraction spéciale, aux tissus affaiblis. Mais, pour cela, il faut que le guérisseur concentre sa pensée sur la partie malade et la nature de la maladie, de façon à puiser la force divine, capable de produire le mieux la rénovation et la vivification. C'est que, dans les plans où demeure plus pure et plus puissante cette force suivant la direction imprimée à la force demandante, se fait pour ainsi dire, une sélection parmi les matériaux, de façon à ce que ceux qui sont les plus aptes à remplir la fonction exigée s'amassent dans l'agent transmetteur, ce qui montre la nécessité de bien savoir ce qu'on demande afin de diriger le courant aspirateur vers les éléments les mieux appropriés au but.

Il en est de la substance divine, puisée dans ces régions comme de toute la matière. Elle obéit à l'impulsion avec d'autant plus de rapidité et d'efficacité que l'impulsion est précise et puissamment formulée. Et la volonté de l'opérateur est le grand propulseur. Aussi ne suffit-il pas de puiser la force vitale, mais de l'adapter, de l'assimiler au besoin actuel.

Enfin, comme l'être humain demeure forcément limité dans ses pouvoirs psychiques, il est bon qu'il se mette sous la protection d'un des Maîtres reconnus ou pressentis par lui, afin d'avoir un recours efficace contre toute intrusion, ennemie ou simplement gênante, des esprits des plans traversés. La prière seule peut lui procurer cette aide, à condition qu'elle soit vraiment un élan vers les forces bienfaisantes, par le désir de participer à l'œuvre de vie.

Le réservoir divin n'est jamais tari, et la substance de vie est docile à l'appel des forces du plan où elle réside ! Si bien que l'esprit qui a acquis assez de puissance par l'évolution et l'épuration arrive à puiser directement dans les sphères supérieures le fluide de vie, et son aptitude à l'assimiler dépend de sa faculté à l'absorber, c'est-à-dire de sa capacité divine, de ses pouvoirs! Elle ne se refuse jamais à l'appel d'un désir de bonté, de bien, et au contraire renforce les puissances déjà formées dans l'être, si bien que l'exercice de la bonté, la concentration de la pensée vers un but noble, est une façon de faire réserve de vitalité spirituelle, de concentrer en soi les principes divins. C'est ce qui explique le rayonnement de ceux qui ne vivent que dans le dévouement ! Ils ont mis leur vie au service de la cause divine, et reçoivent, du réservoir divin, la force de vie sous forme de fluide intérieur, puissance de résistance, inspiration et secours dans leur tâche, d'application des lois universelles !

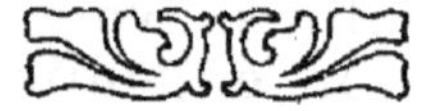

LES PUISSANCES DIVINES DE L'AME

Les forces divines sont multiples et généreuses, mais vous n'en connaissez pas, sur votre planète, la millième partie. Déjà cependant, vous commencez à pénétrer le domaine invisible, vous comprenez combien il est solidaire, ou plutôt directeur du monde visible. Et vous commencez de voir que vie signifie : mouvement ; que le mouvement produit chaleur, lumière, électricité — (en un mot que ces forces sont les manifestations de la vie physique dans l'univers).

L'électricité, qui comporte à la fois mouvement, chaleur, lumière et vitalité, est un fluide qui vibre avec une intensité supérieure, à toute celle que vous pouvez mesurer. Elle produit dans l'espace de larges ondes, et provoque dans les régions libres des phénomènes vibratoires, lumineux, caloriques, vivifiants, merveilleux. Elle traverse, pénètre toute la matière. C'est le fluide vital du monde matériel.

L'électricité est la manifestation concrète du courant vital dans la matière, comme l'électricité invisible, ou fluide spirituel, est le fluide divin en l'homme ! Et vous n'êtes pas loin l'un de l'autre, médecin et guérisseur quand vous employez, l'un, la pile électrique, l'autre le fluide invisible et divin de l'esprit.

Seulement l'électricité minérale est moins curative que l'électricité d'êtres vivants, végétaux et animaux, et encore bien moins que celle qui émane de l'homme !

Que dire de la puissance du fluide spirituel qui est le courant vital divin direct en l'homme.

Concevez donc, maintenant, que les fluides émanés de l'être conscient sont des forces considérables dans le maniement et les transformations de la vie.

Comprenez que vos actions, émanées de fluide matériel, et vos pensées, de fluide spirituel, peuvent agir sur la vie ambiante.

Comprenez aussi que vous avez en vous un réservoir qui peut être sans cesse rempli par le courant divin, que ce réservoir est votre esprit, que votre corps est le transmetteur du fluide accumulé par l'esprit, que vous pouvez, par conséquent, répandre autour de vous, le fluide divin, si votre esprit est assez pur, et votre corps assez sain, pour en recevoir, en accumuler et en transmettre une grande quantité.

Comprenez la beauté de la médecine divine qui ne demande pas aux éléments secondaires le remède et la vitalité, mais qui les puise directement au réservoir divin.

Et dites-vous, qu'ici-bas, celui qui vaut le mieux et peut le plus, est celui dont l'esprit peut être, dans la plus large mesure, le récepteur et le transmetteur de ce fluide.

Voyez dans ce tableau l'image de la science nouvelle : comprenez que sous l'influx divin (intelligence directe et puissance vitale) vous saurez et pourrez bientôt être ici-bas de puissants auxiliaires de Dieu lui-même.

Mais comprenez aussi que, pour acquérir et cette science, et ce pouvoir, il faut épurer votre réservoir spirituel, purifier votre âme de tout ce qui la rattache, l'attire à la matière, à l'animalisme, destructeur des fluides lumineux de l'esprit, et la fortifier par la puissance : Amour !...

En épurant votre ambiance spirituelle, vous libérez votre esprit, vous lui permettez de recevoir avec intensité le courant divin, de vibrer davantage, et de produire, par conséquent, **lumière**, **chaleur**, **vie**, qui se traduisent ici par **santé** et **bonheur**.

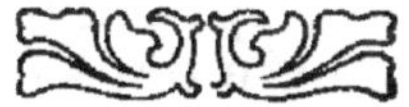

LES POUVOIRS DIVINS DE L'HOMME

(*Suite*).

Si la chaleur, la lumière, l'électricité peuvent traverser les corps, à plus forte raison le fluide vital, émané de tout être, qui résume et concentre toutes les forces de vie.

Ce fluide par lequel chaque être assure sa vie et son rayonnement peut apporter bien des soulagements à vos maux physiques et moraux.

Il s'agit, pour vous, premièrement de savoir emmagasiner la plus forte proportion, deuxièmement, d'être animé d'assez de charité pour assurer son rayonnement. La première condition est remplie quand l'esprit est assez épuré pour se détacher facilement de la chair, et aller puiser au réservoir divin, dans les régions supérieures, spirituelles, le fluide de vie à l'état pur, et la seconde dans le développement du cœur ou force d'amour.

Ainsi, vous pourrez être des instruments divins, et pour vos frères, devenir des sources inépuisables de santé et de vie ; oh ! si vous pouviez comprendre la beauté et le bonheur contenus dans ces vérités, si vous pouviez aimer assez vos frères, pour désirer ardemment devenir ces instruments divins, ces sources de vie, qu'il ferait bon vivre sur la terre, que les hommes seraient heureux et puissants, victorieux même des forces naturelles, qui sont bien souvent ennemies de l'homme, parce qu'il ne les connaît pas ou les emploie, les dirige mal !

LE FLUIDE GUÉRISSEUR

Le fluide spirituel ou divin se transforme en fluide vital en passant par l'âme et le corps. Ainsi s'explique l'aspect rayonnant et robuste de ceux dont l'évolution spirituelle est avancée. Toute la vie, émane aussi de Dieu à l'état de fluide(ou courant animant la substance créée par lui). Ainsi le fluide spirituel anime les enveloppes fluidiques naturelles, et la chair, leur redonnant vie et santé.

Enfin, les courants émis par les guides invisibles, ou protecteurs spirituels viennent renforcer ceux que peut recevoir l'esprit lui-même, du réservoir divin. Vous pouvez concevoir alors la puissance curative du médium guérisseur dont l'évolution spirituelle se traduit, par sa généreuse action, l'amour du prochain et la pureté de vie. Ensemble complet central de ses forces particulières et des forces avoisinantes, il est ici-bas l'image de l'homme-dieu, l'homme aspirant et rayonnant la vie, nous dirons même l'homme créant. — Développez en vous, mes frères, ce merveilleux pouvoir en fortifiant votre esprit par l'amour, en le purifiant, en l'élevant à Dieu. Et vous verrez, que bientôt, disparaîtront de la terre, et les causes de perturbations, de malheurs, et la souffrance elle-même. Ainsi sera vaincu le mal, par la force de l'esprit épuré, ayant retrouvé la puissance divine dans sa plénitude !

Ainsi l'esprit aura vaincu la chair (source fatale de déchéances, de douleurs et d'expiations), et ainsi l'esprit vaincra même les forces de la nature qui semblent hostiles à l'homme.

Que vous dire donc de plus, mes frères, pour vous mener à la spiritualisation, prélude de votre puissance divine, et par conséquent, de votre bonheur.

La puissance vitale d'un homme réside dans sa pureté, sa force spirituelle, ou faculté d'assimiler le fluide divin. Concentrant alors cette divine force, l'esprit la rayonne à l'âme qui la répand dans le corps ! Cette divine électricité s'étend et va porter remède, adoucissement aux corps, aux âmes proches ! Fluide subtil, doué d'une grande puissance de pénétration, il peut traverser tous les corps ! Courant, d'autant plus intense qu'il est pur, il peut même, à distance, toucher un être malheureux !

Ainsi, l'homme qui vit dans la charité et la pureté peut être pour ses frères un guérisseur, un bienfaiteur, une sorte de représentant divin ici-bas, dispensateur du baume de vie !

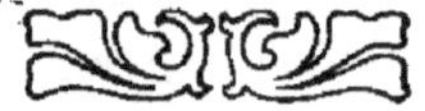

LE PRINCIPE DE LA MÉDECINE DIVINE OU SPIRITUELLE

Tout le principe de la médecine divine est dans le pouvoir que possède l'esprit d'accumuler comme en de puissantes batteries l'électricité vitale, puisée dans le réservoir divin. Ce pouvoir inhérent à l'homme, mais développé différemment, suivant l'évolution spirituelle, dans chaque individu, aura sa plénitude dans tous, à la fin du stade humain que chacun doit remplir. Quelques-uns le possèdent, à un haut degré, ce sont les initiés du passé, ou les très purs. Et ceux-là sont en relation consciente, ou inconsciente, avec l'au-delà et reçoivent incessamment les décharges fluidiques, qui passent dans l'atmosphère invisible. Ils sont toujours des récepteurs appropriés, mais peuvent ne pas être bons transmetteurs, s'ils n'ont une éducation spéciale ; dans ce cas la force reçue d'en haut au lieu d'être accumulée, puissamment concentrée, et transmise, rayonne d'une manière inégale autour de l'individu qui est, quand même, une source de bons fluides, pour ceux qui l'approchent !

Quand le fluide bienfaisant, pur, lumineux, rencontre une enveloppe noire, grise ou sombre de fluides mauvais, il se fait un curieux travail de pénétration. Les éléments bienfaisants, puissamment vibratils, c'est-à-dire très sensibles s'efforcent de pénétrer l'enveloppe grise et, à mesure que se fait cette pénétration, il y a réduction, comme dissolution des éléments malfaisants dont les cellules se dessèchent et périssent sous le feu épurateur. Parfois, un seul contact, suffit pour dégager l'esprit englué, mais souvent aussi, la coque persiste parce que les cellules se divisent et reforment bientôt le tissu fluidique manquant, avec leurs propres éléments. Dans ce cas la coque s'amincit seulement et il faut répéter la lutte jusqu'à complète dissolution des éléments malfaisants. Le malade aide, à la victoire, par sa conduite, sa pensée, qui épurées, bonnes, produisent des rayonnements blancs, attaquant par le côté intérieur la coque grise. Mais il lui est souvent très difficile de continuer cette lutte, parce qu'il est, comme séparé du secours extérieur. Il faut qu'il prie, qu'il élève et concentre sa pensée, afin d'ouvrir la coque et permettre le passage des fluides bienfaisants de l'au-delà. Ainsi attaquée, par deux moyens, la coque bientôt se divise, puis s'effrite, se dissout, se subtilise. Toujours en vertu de la divine loi : le bien vainc le mal. Un rayonnement pur de la pensée anéantit, ou tout au moins affaiblit un élément mauvais !

L'esprit dans son état divin, sa manière d'être primordiale, est pur et ne peut créer que du beau et du bien. Mais quand il s'incarne, épousant des vêtements fluidiques et charnels, soumis à l'imperfection, il accumule autour de lui des éléments tentateurs ; si de lui-même, par la force divine qui lui est donnée il ne lutte constamment contre les appels naturels de la chair ou des fluides grossiers, il s'entoure peu à peu d'une coque épaisse. Ces fluides deviennent maîtres et l'enferment comme dans un réseau obscur. L'esprit alors ne peut rayonner librement ; ses rayonnements sont interceptés par le fluide grossier ; et alors, il s'enlise.

Bientôt il s'asphyxie et ne peut que faiblement faire sentir sa vie, sa puissance. C'est à le dégager que doit justement travailler tout homme qui a compris et le don divin de l'âme, et la puissance qu'il comporte. Le dégager, c'est lui redonner libre action, c'est faire fondre les enveloppes grossières étouffantes. C'est faire la lumière en son âme. Et cela ne se fait que dans la défaite des instincts charnels, que dans la victoire de l'âme sur les sens, l'égoïsme et l'orgueil humains. La vie de l'esprit est divine. Elle ne peut s'exprimer qu'en beauté, en bien, et ce n'est que dans la liberté et l'élévation de la pensée, dans le désir de vérité, de bien, et surtout dans l'amour divin, que l'esprit vit de sa véritable vie. Alors par le rayonnement de la vie qui est en lui, il devient une source de bienfaits pour tout l'être, et son rayonnement bienfaisant, vivifiant, centre de force divine, forme au corps comme à l'âme, une enveloppe magnétique, productive de bien et attractive de bien ! Le moindre choc du mal blesse cette enveloppe, mais si l'esprit est assez rayonnant, le mal se trouve aussitôt détruit par le feu épurateur et la lumière qui s'en dégagent. Ainsi le malade peut aider à sa propre guérison, en épurant son ambiance, par des pensées pures et sa conduite toute de bonté par la charité.

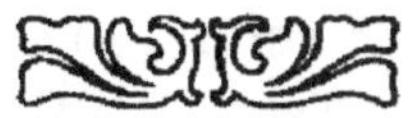

LE GUÉRISSEUR

Le médium guérisseur est un homme, qui par sa constitution physique et surtout son évolution spirituelle, est capable d'aller puiser et ensuite d'emmagasiner la substance puissamment vitale des régions invisibles supérieures. Par une action spéciale il adapte, assimile cette substance, la transforme en fluide ou électricité vitale, qui passe en ondes puissantes à travers la réceptivité de l'être, les cellules cérébrales et le centre nerveux. Pour être médium guérisseur, il faut pouvoir dégager facilement l'être spirituel, du corps, de façon à lui donner libre action dans les plans supérieurs. Ce n'est que par l'exercice qu'il acquiert ensuite le pouvoir de transmission. — Et devenir bon transmetteur, savoir faire rayonner la substance emmagasinée par l'esprit ou reçue des aides invisibles, est là, le travail personnel du guérisseur qui n'obtient le succès que par la bonté et la charité. — La charité bienfaisante ou désir de donner, de répandre ce qui est en soi, bon, généreux, impose au fluide divin, reçu en l'esprit, sa direction. Concentrant son désir de bien vers la guérison d'un organisme malade, le soulagement d'une souffrance, le médium émet alors puissamment la force reçue, la fait rayonner en ondes généreuses sur les parties atteintes, redonnant à chacune, force, vie, santé.

LES CAUSES DU MAL

Les grandes lois de vie.

L'évolution est la loi de vie universelle.
Le progrès est la loi de vie de l'homme.
Le bonheur dans la perfection est la fin divine de l'AME.

Dans la vie de l'homme, comme dans celle de l'univers tout se tient, s'enchaîne! Rien ne peut demeurer isolé, ou inefficace et l'invisible réagit sur le visible. La vie morale a donné une grande influence sur la vie physique et vice versa. Aussi est-il une vérité primordiale dont tous les hommes doivent se pénétrer : c'est que le *vrai bonheur est le fruit de la somme de bien, réalisée par l'être humain.* L'homme ne sera heureux, bien portant, physiquement et moralement (hors les cas de réparations exigées par un passé mauvais), que s'il pense, exprime et fait toujours le bien, c'est-à-dire apprend à connaître, et s'efforce de suivre toutes les lois divines. La manière de penser et d'agir marque son empreinte dans l'ambiance invisible de l'esprit, si bien que l'homme s'entoure, par sa conduite et ses pensées, d'une enveloppe fluidique, renfermant des éléments invisibles, bienfaisants ou malfaisants, suivant la nature et l'origine de ses pensées. Cette enveloppe devient pour lui la source de bienfaits ou de malheurs, qui font sentir leur action sous forme de bonheur ou de souffrance ! Grande loi de justice, de cause et d'effet que l'homme méconnait trop souvent. Grande loi d'harmonie universelle qui veut que la vie soit UNE, et qui se traduit par la solidarité de tous les êtres. Grande loi primordiale du bien, dans l'obéissance de laquelle, l'homme trouve inéluctablement le bonheur. — Frères aimés, à quelque rang de l'échelle sociale que vous soyez placés, si vous avez compris la vérité de ces lois divines, vous possédez le sens véritable de votre destinée et le secret magique du vrai bonheur !

Le corps est soumis à la loi de l'âme, et cela, non pour la courte période d'une vie terrestre, mais pour l'existence totale, dans l'épanouissement complet de la vie parfaite à venir. Aussi, les graves manquements d'une existence antérieure marquent une empreinte fluidique dans l'enveloppe de l'esprit, enveloppe qui suivra l'esprit dans ses évolutions futures, et sur laquelle le corps fluidique devra se mouler !

Ainsi, les germes des maladies organiques les plus graves, celle dont on fait remonter la cause à l'hérédité, à la conformation native, sont les résultantes des graves fautes du passé contre les lois divines. Ces maladies, formes des dettes contractées devant la justice éternelle, sont difficiles à vaincre. Dans la plupart des cas, il faudrait entraver la sanction naturelle, et retarder l'évolution de l'être spirituel, mais cependant, quand le progrès moral, réalisé par cet être, a été très grand, a dépassé pour ainsi dire le terme fixé par la loi, pour une période de son incarnation actuelle, les esprits qui veillent à l'évolution humaine et au maintien de la justice divine, peuvent faire comme une remise de peine et faciliter, ou plutôt accélérer, l'évolution de la maladie, et ainsi en avancer la guérison, dans les cas les plus ordinaires. Cependant, on conçoit que, dans ces cas, le malade doive avoir un grand désir de monter, et faire un constant effort d'amélioration ; car, sans une progression considérable, il ne pourrait obtenir le concours des représentants divins devant la justice de la vie, exécuteurs des sanctions de la grande loi divine se traduisant par la relation de cause et d'effet.

A certains signes, se reconnaît ce concours. Le malade, miraculeusement, semble-t-il, est poussé vers son bienfaiteur et dès les premiers attouchements, ressent un mieux considérable !

Dans les cas les plus fréquents, la bonne volonté du malade aidant, si le guérisseur n'obtient pas la guérison, il apporte quand même le soulagement, qui redonne espoir, courage et foi au malade éprouvé.

Dans les cas les plus bénins, il s'agit vraisemblablement d'une violation récente d'une loi naturelle d'hygiène. Alors la prière, unie du malade et du guérisseur, en appelant à l'aide les bonnes puissances d'au-delà, permet, une guérison rapide, à condition que le malade s'applique à mériter par sa conduite le secours céleste !

Enfin, dans le cas où le mal provient de l'extérieur, c'est-à-dire de la haine, ou d'un contact malsain, c'est surtout par l'épuration intérieure, la *défense* personnelle, que le malade se dégage. Les mauvais fluides se condensent, en une coque extérieure qui, si elle n'est pas alimentée par l'intérieur, se dissipe vite sous le rayonnement spirituel du médium guérisseur.

Dans ce cas, comme dans les autres, le mal n'atteint que le terrain préparé. Si l'âme vit dans une ambiance pure, formée par des pensées belles et bonnes, le rayonnement de la haine et de l'impureté l'atteindra difficilement, et ne pourra causer de perturbation ni profonde ni durable dans la vie de l'être. Mais si l'âme se complaît dans un cercle de mauvaises pensées et de haine, la haine l'atteindra vite, et trouvant un aliment, se fortifiera, amenant avec elle le cortège de maladies mentales, obsessions, envoûtements (etc.).

Alors que l'âme pure se défend facilement contre toute intrusion malsaine et malfaisante, l'âme contaminée est facilement pénétrable. Il en est, vous le savez, de l'invisible comme du visible. Le corps anémié, affaibli, préparé par l'hérédité à la maladie, ne résiste guère à l'épidémie, la contagion, aux contacts malsains ; au contraire l'organisme sain, entretenu par l'exercice, l'hygiène, l'air pur, se défend facilement contre le mal. Il en est de même pour l'âme et par extension pour le corps, sur lequel réagissent, les effluves invisibles de la pensée et de l'ambiance spirituelle. Ainsi, quelle que soit la cause du mal, crime du passé, dont on paie la dette douloureuse, imprudence, négligence, violation d'une loi naturelle, physique ou morale, ou effet de la haine et du mal extérieur, l'épuration de l'ambiance spirituelle est un moyen fécond de défense et une garantie de guérison. Aussi faut-il que tout malade se convainque bien de cette vérité, et s'applique à faciliter la pénétration du fluide guérisseur, par l'épuration de son propre fluide, par l'effort personnel contre les éléments malfaisants. Et cela, par la concentration de la pensée vers le bien, l'ardent désir de mieux faire, de devenir meilleur, et l'effort constant, sincèrement tenté, de cette amélioration. Aidé ainsi par le malade, et puissamment secondé par ses amis d'au-delà, le médium guérisseur opère avec rapidité et efficacité. Mais la guérison une fois obtenue, il ne faut pas que le *guéri* se *croit délivré* de *tout mal*, à l'abri de toute *atteinte* et que, *satisfait et égoïste*, il reprenne les mauvaises habitudes. Ce serait se préparer un retour plus cruel du mal. Il faut qu'il maintienne son état de santé physique par son état de santé morale ! Et forcément sujet à la promiscuité malsaine, aux embûches du désir et de la sensualité, il faut qu'il fasse bonne garde, et qu'il s'efforce de mieux connaître les lois divines, afin de ne jamais, ou presque jamais enfreindre une quelconque de ces lois. Il ne lui restera alors que les dettes d'ignorance et de péché du passé à régler. Et s'il fait preuve de bonne volonté, ces dettes lui seront atténuées. C'est sa seule garantie de conserver le bienfait de la santé, ou tout au moins de se préparer un avenir exempt de souffrance physique, dans la suite de son existence future.

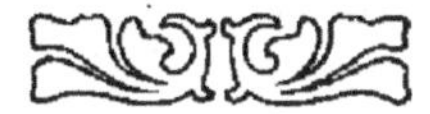

LA LUTTE CONTRE LE MAL

L'action personnelle du malade.

L'esprit, ou plutôt l'âme humaine s'entoure, suivant sa manière d'être, suivant la direction de sa pensée, l'emploi de sa volonté, l'élévation et la puissance de ses sentiments, d'une enveloppe fluidique, comportant les éléments de même nature (bonne ou mauvaise), que la pensée, et par conséquent, bienfaisants ou malfaisants, de par la grande loi de cause et d'effet. L'homme oublie trop souvent cette loi divine : le bien produit le bon. Le mal produit le mauvais. D'une pensée, pure et bonne émane un rayonnement fluidique lumineux et léger, contenant en suspension des principes de beauté, de bonté, de santé, de vérité ; au contraire une pensée basse, égoïste, engendre un rayonnement fluidique épais, sombre, dense, et contenant les miasmes du mal, sous les formes de la tentation, de la maladie, de l'obscurité mentale. Ainsi chacun par sa manière d'être la plus intime (la pensée) est le propre ouvrier de son enveloppe fluidique, qui suivant sa nature, sera défensive et protectrice, ou au contraire, productrice du mal et affaiblissante. — Mon frère, qui demandes sans cesse l'apaisement de tes maux, qui accuses le ciel de tes grandes souffrances, réfléchis à cette grande loi de causes invisibles, et d'effets tangibles, et si tu veux que le ciel t'aide, que les bons esprits de l'au-delà t'envoient le secours de leur fluide bienfaisant, de leur force subtile, commence toi-même par leur faciliter le travail: épure de l'intérieur par l'élévation, la sainteté de ta pensée, de tes désirs, de tes aspirations, la coque que tu t'es formée inconsciemment et qui t'enserre, sous un réseau mauvais et terne. Sous la puissance du rayonnement fluidique de ton âme épurée et meilleure, la première couche intérieure de la coque bienfaisante se dissoudra ou bien s'affinera, toujours en vertu de la grande loi qui domine les êtres, et de la puissance de l'âme. Alors, le frère qui essaie de te dégager par l'extérieur aura plus de facilité et de succès dans sa tâche ; à vous deux, en attaquant l'ennemi sur ses deux faces accessibles, vous le vaincrez ; sous l'effluve guérisseur et sous le rayonnement puissant, émané de ton âme plus pure, se dissoudront, peu à peu, les couches extrêmes. Vous pourrez alors attaquer les secondaires jusqu'à ce qu'une épuration plus complète de toi-même, parallèle à l'action de l'extérieur, amène la dissolution, la destruction du réseau de fluides malfaisants que ton ignorance et ta faiblesse avaient tissé autour de ton âme et de ton corps.

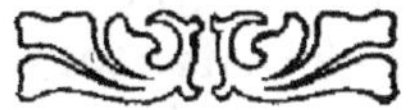

LE TRAITEMENT

Comment agit le fluide guérisseur.

La transmission du fluide vital s'opère absolument comme celle de la décharge d'un appareil électrique, mais avec plus d'harmonie. Au contact des fluides différents, il y a heurt, choc, et naturellement, avant que le fluide vital émanant du guérisseur pénètre le malade, il faut qu'il y ait assimilation. Parfois, cette assimilation est plus ou moins facile à cause de la divergence des sources fluidiques, mais, il est rare que le fluide guérisseur toujours plus subtil, et plus puissant, parce que plus vital, n'arrive à pénétrer l'autre. En de rares circonstances, il y a répulsion totale et alors, se forme entre le médium et le malade une barrière, masse de fluides qui n'arrivent pas à former un tout harmonieux. Mais dans la plupart des cas, le fluide guérisseur pénètre celui du malade, arrive jusqu'aux extrémités nerveuses, qui à leur tour les transmettent à l'organisme intérieur. Dans le cas où le fluide guérisseur demeure impuissant, c'est qu'il s'agit d'une dette à payer au passé mauvais, et l'ambiance spirituelle du malade est nettement hostile à toute action entravante de la sanction méritée et acceptée ! Cependant, par la prière et, surtout, par l'acceptation d'un sacrifice, la promesse de dévouement à la cause de la confraternité humaine, il peut y avoir appel de puissantes forces de l'au-delà ; dans ce cas, les prières unies du guérisseur et du malade peuvent beaucoup pour dissoudre une partie des rayonnements impurs qui empêchent la pénétration du fluide guérisseur.

Tout ceci n'est qu'une conséquence de la grande loi de cause et d'effet, sœur de celle d'harmonie universelle, qui se traduit par : attraction des éléments de même nature ; ce qui revient à dire, qu'un esprit qui aura assaini son ambiance par des pensées constantes de beau et de bien, de charité et de dévouement, aura toute chance d'obtenir le secours de l'au-delà, et pourra, presque toujours, recevoir le fluide guérisseur. Une fois de plus, c'est la constatation de l'unité de vie, et la preuve que le moral influe sur le physique, ou plutôt en est le directeur!

Plus l'esprit sera évolué, épuré, mieux son ambiance rayonnante lui assurera de garantie de guérison, dans le traitement des maux du corps. A ce point qu'un être vraiment évolué et généreusement dévoué, peut être à peu près certain de ne jamais souffrir ni vivement, ni longtemps dans son corps, car il a accumulé autour de lui une masse de forces bienfaisantes, qui, si elles ne peuvent empêcher l'exécution d'une loi naturelle, ni de la sanction qui découle de sa violation, peuvent aider à sa réparation, faciliter la guérison et l'adoucissement du mal causé, de la souffrance qui en résulte !

Mes frères, si vous désirez vous bien porter ou vous guérir facilement des mille maux qu'engendre forcément la vie matérielle de votre époque, éclairez, purifiez votre ambiance spirituelle ; libérez-vous des éléments malsains en devenant meilleurs, en épurant votre pensée, en faisant le bien, afin que le fluide guérisseur puisse vous pénétrer et agir dans toute sa puissance sur le mal passager que vous aurez provoqué par la violation involontaire d'une loi naturelle.

LA PRIÈRE

Puissance auxiliaire du médium.

La prière, élévation de l'âme vers la divinité par toutes les forces de la pensée et les plus intimes sentiments du cœur, est donc une force d'appel aux puissances spirituelles. Et c'est pourquoi elle est toujours l'auxiliaire de ceux qui semblent accomplir des miracles.

Par la prière, qui est une aspiration de la puissance ou force de vie, à la source même, au réservoir de vitalité divine, le *médium guérisseur* attire à lui une formidable *décharge* de *fluide* de *vie même*. Ce fluide lui arrive soit directement par la partie supérieure de l'esprit, soit par l'intermédiaire des aides invisibles, amis de l'humanité et serviteurs de Dieu, qui veillent au bonheur et au soulagement humains.

Aussi, est-ce une puissance que ni médium, ni malade ne doivent jamais dédaigner.

La concentration de l'âme supérieure, c'est-à-dire pure, vers les plans divins, apaise et purifie, en même temps qu'elle attire par le magnétisme spirituel une quantité considérable de forces fluidiques. Ces forces, trouvant un instrument *assimilateur* et *transmetteur* tout préparé dans le *médium*, peuvent servir immédiatement au *soulagement* et à la *guérison* du malade.

Voilà pourquoi, mes frères, vos amis invisibles

vous recommandent tant de *prier ;* quelle que soit la nature de vos travaux habituels, nous ne pourrons assez vous le redire ; par la prière vous mettez en mouvement et attirez à vous des forces divines. Et si par la *purification* et l'*amour*, votre âme et votre corps sont aptes à les *recevoir* et à les *transmettre*, vous devenez vraiment des *instruments divins*, des foyers de vie, des centres de santé et de paix pour vos semblables.

Priez avec votre cœur, priez du fond de votre âme, non par des *paroles*, mais par un élan de tout votre être intime, une aspiration ardente et soutenue vers la vie divine.

Buvez par l'âme à la source intarissable et éternelle, généreuse dispensatrice de vitalité. Aspirez par toutes les forces de votre esprit la substance divine, et faites-la rayonner, faites-la rejaillir sous l'impulsion de la *force Amour*, sur les cœurs endoloris, les âmes malheureuses et les corps souffrants. Ceci est un *don* de Dieu, tâchez de vous en servir et de l'employer, suivant la volonté divine, au *bonheur* de la grande famille humaine... Et serviteurs du Christ, vous guérirez alors les malades en son nom ; sous le souffle de l'amour, vous ferez des miracles, comme *Lui-même* le promit aux hommes qui le suivraient dans l'*Amour* et la *Foi*, les deux seuls chemins aboutissant à la vérité pour le bonheur de tous.

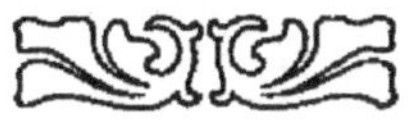

CONSEILS AUX MALADES

Au moment où opère le fluide guérisseur emmagasiné par le médium et envoyé par ses guides, il y a lutte forcée, contre les éléments malfaisants. Le rayonnement bienfaisant doit anéantir, ou tout au moins neutraliser l'action des mauvais fluides accumulés autour de l'organisme malade, et ensuite, pénétrer cet organisme, pour le revivifier, lui rendre ses fonctions normales. C'est un travail qui demande une grande concentration d'esprit, une force magnétique puissante. Aussi ne sera-t-il jamais excessif de répéter au malade qui ne doit pas dire un mot, faire un geste ou même avoir une pensée, qui puissent troubler le médium, et éparpiller ses fluides par la distraction ! Il faut que le malade communie de toute sa force intime avec le guérisseur, cela par la prière, par une concentration de sa pensée vers les bienfaiteurs invisibles qui assistent le médium, et un appel à leur assistance ; mieux, par un appel fervent à Dieu ou au Christ. Aussi puissamment secondé, et par la prière et par le recueillement, propices à son action, le guérisseur opère avec plus de succès. Le malade gagne aussi beaucoup à la prière commune de plusieurs âmes épurées. Et toutes les fois que les circonstances le permettent, il faut que la prière des assistants, leur concentration intime et commune, vers le désir de la guérison d'un de leurs frères, aide le médium !

C'est un devoir urgent que de se taire, de se recueillir, de prier dans un lieu où l'on soigne. Il n'est pas besoin d'ajouter que les assistants malades ou non doivent regarder comme une impérieuse obligation de n'avoir, aux moments du traitement, que des pensées pures et de bonté! C'est une grave faute, un non sens, une ignorance néfaste, que la médisance ou la calomnie, dans de tels lieux, car les mauvaises forces, ainsi mises en action, pour invisibles qu'elles soient, n'en sont pas moins des éléments, puissamment désagrégeants de bons fluides, et par conséquent, une cause d'insuccès, ou de retard dans le traitement. Loin d'entraver l'action du guérisseur, tous ceux qui savent et croient, doivent, au contraire, s'efforcer de faciliter sa tâche par le recueillement, la prière, la pureté de la pensée et la générosité des désirs marqués au coin de la plus engageante bonté et la plus pure charité.

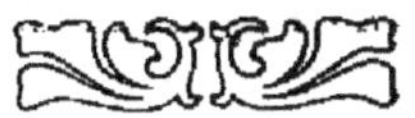

LA GUÉRISON A DISTANCE

Les objets fluidifiés. — Leur pouvoir.

La pensée est une manifestation de ce que l'on pourrait appeler le fluide de l'esprit. C'est une réalité assez évidente au sens de ce que nous disons, puisqu'elle se peut concrétiser par la parole, se manifester par l'acte, se transmettre, s'imposer. La pensée peut même se photographier à en croire les démonstrations faites en des expériences scientifiques, psychiques. La pensée est une force créatrice qui, par ses rayonnements, fait se mouvoir un grand nombre d'êtres, êtres inférieurs ou supérieurs, suivant la nature de cette pensée. Toute pensée est une force ayant une direction définie parfois, mais souvent cherchant à se fixer.

La volonté peut donner tel ou tel sens à la pensée, tel ou tel pouvoir et la projeter sur tel ou tel objet, telle ou telle personne.

Cependant, le rayonnement de la pensée peut dévier de la direction donnée par la volonté qui l'a émise et projetée. Bien des causes, encore inappréciables à votre pauvre science, peuvent faire rayonner votre pensée là où votre volonté ne l'avait pas envoyée ; et il faut déjà en soi une grande force psychique pour lancer à de grandes distances les pensées, avec la certitude qu'elles atteindront sûrement et seulement l'objet visé !

Dans la projection à distance du fluide guérisseur, sorte de mélange fluidique émanant de la personne du médium guérisseur et de ses guides, il faut une grande puissance de volonté, unie à une grande force magnétique, pour atteindre à très longue distance l'être à soigner, sans relation fluidique, ou similitude de pensée. Et voilà pourquoi un objet peut servir d'intermédiaire, recevoir le fluide bienfaisant, et sous condition de ne pas recevoir de fluides contraires ou étrangers, pendant le trajet, arriver au malade avec une parcelle de pouvoir curatif.

C'est ce qui explique scientifiquement le pouvoir et l'usage des talismans, des objets bénils ou magnétisés.

Dans ce cas, comme dans le traitement direct, l'état d'évolution, de pureté spirituelle du malade est d'un grand poids dans le résultat curatif.

Plus l'ambiance du malade sera pure, mieux le fluide guérisseur pourra atteindre l'esprit et se répandre dans le corps, Et cette ambiance ne résulte pas seulement des pensées personnelles, des fluides directs du malade, mais des fluides étrangers, des influences occultes ou voisines qui touchent le malade.

Voilà pourquoi, souvent le guérisseur ne peut obtenir de soulagement très appréciable, malgré ses efforts répétés sur certains malades, assez épurés par eux-mêmes, mais qui reçoivent à leur insu des rayonnements malfaisants, ou simplement de nature inconciliable avec les fluides guérisseurs. La prière du malade est alors d'un grand secours ; quelle que soit sa forme, elle invoque l'aide de forces bienfaisantes, qui facilitent la pénétration du fluide de vie en épurant l'ambiance, et en contrecarrant l'action des forces adverses !

Si le guérisseur et le malade s'unissaient d'intention et d'invocation au moment où doit agir le fluide bienfaisant, ils dynamiseraient cette force et en tireraient de puissants résultats !

La pensée, nous le répétons, est une force merveilleuse dont les effets sont encore bien peu connus sur notre planète, et dont le maniement exige une initiation intime, et surtout une grande pureté morale, s'il veut contribuer à apporter quelque bonheur ici-bas. Et ce serait une belle œuvre à faire que d'indiquer en notions claires le p uvoir curatif, bienfaisant du fluide de l'âme épurée et tout imprégnée de charité.

Certes, l'enseignement des pouvoirs psychiques présente de gros dangers s'il s'adresse à des âmes dévoyées ! Mais vous pouvez, alors à celles-ci, indiquer les funestes effets du mal, sur celui qui le projette !

Tout ce qui émane de l'être produit des rayonnements dont l'être reçoit l'action réflexe !

L'esprit est à la fois foyer et miroir. Il envoie les rayonnements et les enregistre! Et quel que soit le mal que l'homme se félicite d'avoir commis ou envoyé à d'autres, le coupable, *tôt* ou *tard*, *paie sur lui-même* le *douloureux tribut* de la *violation* de la plus belle des *lois divines*, celle du bien, et du funeste emploi de la plus puissante, de la plus belle des forces, celle de l'âme !

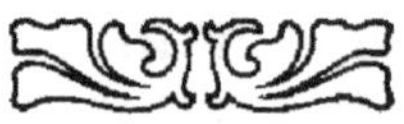

OUVRAGES DE M. SALTZMANN

1	**Le magnétisme spirituel** (épuisé).	
2	**Les Remèdes divins du Corps et de l'Ame** (épuisé).	
3	**Les Harmonies Morales et Magnétisme curatif.**	
4	**L'Apocalypse dévoilée et expliquée par saint Jean**	5 fr. »
5	**Les Arcanes Célestes.**	5 fr. »
6	**Le Spiritisme philosophique et religieux**	1 fr. »
7	**Vers le bonheur**	1 fr. »
8	**La Médecine Spirituelle**	1 fr. 25
10	**Vers le Bon Chemin**, tome I.	5 fr. 50
11	**Vers le Bon Chemin**, tome II. . . .	5 fr. 50
12	**Le Livre de vie avec portrait de Jésus.**	5 fr. »
13	**La Terre d'Avenir.**	5 fr. »
14	**La Femme d'Avenir** } Par .	5 fr. »
15	**Pax, Labor** . . . . } Claude Noël .	5 fr. »

En vente chez l'auteur

3, *rue Francisque-Sarcey, Paris XVI*e

5431. — Tours, Imprimerie E. ARRAULT et Cie.

www.ingramcontent.com/pod-product-compliance
Lightning Source LLC
LaVergne TN
LVHW050500160826
845677LV00003B/863

* 9 7 8 2 3 2 9 6 6 0 9 9 8 *